AF246719

JOURNAL

DES

MALADIES CUTANÉES

ET

SYPHILITIQUES

EXTRAIT

LES VÉNÉRIENNES A St-LAZARE

CLERMONT (OISE)

IMPRIMERIE DAIX FRÈRES

3, PLACE SAINT-ANDRÉ, 3

1900

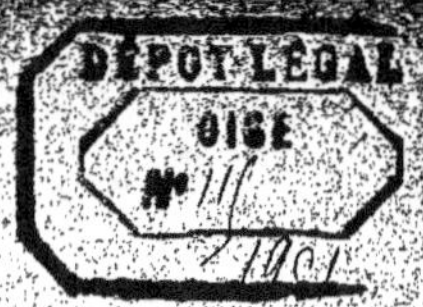

LES
VÉNÉRIENNES A SAINT-LAZARE

Par le Dr **JULLIEN,**
Professeur agrégé, chirurgien de Saint-Lazare.

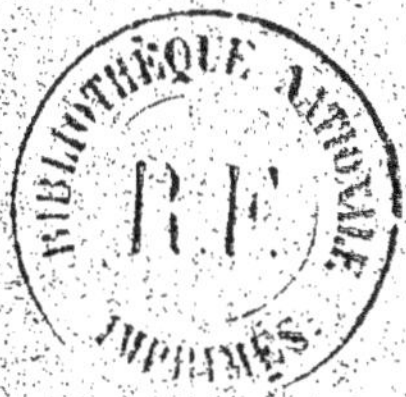

I

AGE DES VÉNÉRIENNES, LEURS MALADIES.

En 10 ans, j'ai reçu dans mon service de Saint-Lazare 1750 *malades* ; mais beaucoup d'entre elles étant venues à plusieurs reprises et jusqu'à 6 ou 7 fois, ce chiffre de 1750 malades suppose un nombre d'entrées beaucoup plus considérable, au moins le double.

Me bornant à l'examen de 1.000 femmes malades inscrites sur mes registres, de 700 à 1700, ce qui est plus commode pour les calculs et les pourcentages, je me propose d'exposer brièvement le tableau de mon service de Saint-Lazare, lequel doit être la sensible reproduction des quatre autres, confiés à la direction très expérimentée de mes amis MM. les Docteurs Chéron, Le Pileur, Verchère et Barthélemy.

Proportion des filles soumises et des clandestines. — Sur 1.000 malades je compte 823 clandestines, et 177 filles soumises, en chiffres ronds, le 5ᵉ. Parmi ces dernières, je n'ai pas distingué les filles de maison, dont la proportion est tout à fait infime. La population de nos services est donc essentiellement recrutée parmi les prostituées libres, débutantes ou récidivantes, qui en forment plus des quatre cinquièmes, 82,3 pour cent :

Clandestines............ 823 soit 82.3 pour 100
Soumises................ 177 soit 17.7 pour 100

Age des malades. — Trois âges : 17, 18 et 19 ans, détiennent incontestablement le privilège de l'initiation à la débauche ;

— 2 —

et 18 ans arrive en tête avec une notable supériorité numéri-
que de 146 sujets contre 125 à 17 ans, 120 à 19, et 104 à 20 ans.
Les 3 cas notés à 12 ans et à 13 ans proviennent d'enfants
très développées, précocement perverties, et qui avaient dissi-
mulé leur âge. A partir de 25 ans, nous ne comptons que des
cas rares ; et enfin quelques vieilles épaves du libertinage, ou
plutôt de la misère, nous fournissent la trentaine de cas notés
de 40 à 60.

		Rep...	857 cas.	*Rep*...	972 cas.
12 ans.	1 cas.	27 ans.	13 »	41 ans.	2 »
13 »	2 »	28 »	13 »	42 »	3 »
14 »	6 »	29 »	14 »	43 »	1 »
15 »	8 »	30 »	15 »	45 »	1 »
16 »	24 »	31 »	7 »	47 »	3 »
17 »	135 »	32 »	13 »	48 »	4 »
18 »	146 »	33 »	9 »	49 »	3 »
19 »	143 »	34 »	5 »	50 »	2 »
20 »	10 »	35 »	10 »	52 »	3 »
21 »	90 »	36 »	5 »	54 »	2 »
22 »	65 »	37 »	5 »	55 »	1 »
23 »	50 »	38 »	2 »	56 »	1 »
24 »	33 »	39 »	4 »	62 »	1 »
25 »	30 »	40 »	4 »	63 »	1 »
26 »	21 »				
A rep.	857 cas.	*A rep.*	972 cas.	Total.	1000 cas.

Quant à la proportion réciproque des clandestines et des
soumises en fonction de l'âge, cela n'offre pas grand intérêt ;
c'est à 17 ans que commencent à paraître les inscrites sur nos
listes ; à 20 ans leur proportion est au maximum, en retard de
2 ans sur le fastigium des clandestines, ce qui se comprend
aisément ; et l'on voit les années fatales de la prédominance se
multiplier et perdurer suivant une sorte de plateau jusqu'au
voisinage de la trentaine, alors que les insoumises ou ont dis-
paru ou ne se montrent plus que par unités ou dans une proportion tout à fait négligeable. Au surplus, voici le *tableau de
l'âge de nos 177 filles en carte* :

		Rep... 118 cas.		Rep.... 157 cas.	
17 ans.	9 cas.	30 ans.	4 »	42 ans.	1 »
18 »	12 »	31 »	2 »	43 »	1 »
19 »	11 »	32 »	8 »	45 »	1 »
20 »	18 »	33 »	1 »	47 »	3 »
21 »	11 »	34 »	3 »	48 »	3 »
22 »	8 »	35 »	5 »	49 »	2 »
23 »	10 »	36 »	4 »	50 »	1 »
24 »	7 »	37 »	4 »	52 »	3 »
25 »	8 »	38 »	1 »	54 »	2 »
26 »	6 »	39 »	3 »	56 »	1 »
27 »	6 »	40 »	3 »	62 »	1 »
28 »	7 »	41 »	1 »	63 »	1 »
29 »	5 »				
A rep..	118 cas.	A rep..	157 cas.	Total..	177 cas.

Nature des maladies observées. — Abordons maintenant l'examen des manifestations morbides présentées par nos 1.000 femmes. Je commencerai par mettre de côté tout un lot de lésions communes développées dans mon service ou venues des salles voisines, blessures diverses, infections, qui doivent être signalées, mais n'entrent pas en ligne de compte au point de vue de notre statistique spéciale.

Par ordre de fréquence, il faut donner la première place aux *écoulements des voies uréthro-génitales* que je vois figurer dans plus de 650 cas. Je range tous ces cas sous la rubrique blennorragie, bien que le gonocoque, qui a toujours été cherché, n'ait pas été trouvé dans tous les cas. On peut poser en principe, en effet, que toutes les femmes ont été touchées une fois au moins par le microbe de Neisser, et que, à quelques jours de distance près, ma recherche eût été positive. On voit immédiatement combien universel et formidable est l'empire du gonocoque. Certes, j'ai vu beaucoup d'inflammations pelviennes, nombre d'annexites mettre mes pensionnaires à deux pas du tombeau ; mais je n'en reste pas moins étonné, étant donné le genre de vie de ces malheureuses, que la fréquence de ces complications ne soit pas 10 fois plus considérable. Cette réflexion s'imposera d'autant plus nécessairement si l'on prend garde que la blennorragie, toujours difficile à guérir chez la femme même la plus attentive, est fatalement vouée à la chronicité et aux incessantes récidives chez les coureuses qui constituent notre personnel. Or *in globo* 65,1 pour cent de nos malades sont atteintes.

Parmi ces 651 blennorrhagiennes nous comptons 561 clandestines, et 96 filles en carte. Je remarquerai immédiatement que le pourcentage est tout en faveur de ces dernières, que nous voyons atteintes dans la proportion de 57 %, tandis que les femmes non surveillées présentent à ce point de vue l'énorme vulnérabilité de 68,1 %, fait qui n'a pas lieu de nous surprendre, ces dernières, plus jeunes, étant généralement plus près de la période aiguë, celle que Diday appelait à si juste titre irrépressible.

La syphilis figure au 2e rang, frappant 421 de nos malades sur 1000, soit 42,1 %, un peu moins de la moitié. Cette proportion, relativement modeste et bien inférieure à celle que l'on indique habituellement, n'a pourtant rien de consolant. Elle veut dire simplement que beaucoup de nos malades, très jeunes encore, n'ont pas eu le temps de prendre contact avec la diathèse ; et cela est si vrai que, contrairement à ce que nous avons observé pour la blennorragie, nous allons voir les pensionnaires du bureau des mœurs frappées en plus grand nombre que les filles libres, tout simplement parce qu'elles sont plus âgées, ou, qu'on me permette l'expression qu'elles emploient elles-mêmes, parce qu'elles « *font la noce* » depuis plus longtemps. Les chiffres suivants ne laissent aucun doute à cet égard. Sur 823 clandestines, je compte 340 syphilitiques, soit 42,31 % ; tandis que 177 inscrites fournissent 81 cas de syphilis, soit 51,41 %. Il est vrai que si j'entreprenais d'apprécier la sévérité des atteintes, les rôles changeraient, car tandis que le dispensaire arrête impitoyablement sur le moindre soupçon d'un accident contagieux, les femmes qui se rendent à ses visites, rien ne peut donner une idée des ravages opérés chez les insoumises par la vérole non soignée et généralement favorisée par le défaut de toute hygiène, l'incurie et la saleté.

Les végétations, ou *papillomes*, ou *condylomes acuminés*, sont très fréquentes dans nos services, et souvent considérées comme lésions négligeables, échappent à nos statistiques. Aussi je pense que le total de 138 cas, soit 13.8 pour cent, est au-dessous de la vérité. Plus fréquente relativement chez les

clandestines, comme la blennorragie dont elles sont tributai-
res, nous les y rencontrons 122 fois sur 823 malades, soit dans
14,8 pour cent des cas, tandis que les cartées ne nous en ont
présenté que 16 cas sur 177 malades, soit 9 %.

38 cas de *chancre mou* sur 1000 entrantes, nous donnent une
quotité globale de 3,8 %. Les clandestines y participent pour
29 cas, soit 3,5 %, et les régulières payent un tribut plus considérable avec 9 cas sur 177, soit 5,7 %.

L'herpès, qui n'est pas, à proprement parler, une maladie
vénérienne, figure noté dans 36 cas sur 1000, soit 3,6 %, et
nous donne une proportion identique chez nos 2 classes de
malades 3,6 % chez les filles libres (30 cas) et 3,9 chez les régulières (6 cas).

Enfin, nous terminerons par la *Gale*, 60 cas sur 1000 ; 6 %.
C'est essentiellement la maladie des insoumises malpropres,
55 cas, soit 6,68 pour 100 ; les autres n'en présentent que 5,
soit 3,45 %.

II

AGE AUQUEL LES FEMMES DEVIENNENT SYPHILITIQUES.

La syphilis est de tous les âges chez les prostituées, car il
en est peu qui lui échappent, et ses effets se prolongent sur la
vie entière. Mais il nous a paru intéressant de rechercher à
quel âge la femme débauchée est le plus exposée à contracter
cette infection ; autrement dit, à quel âge correspond la proportion la plus élevée de chancres primitifs. Le tableau suivant va nous éclairer sur ce point. Sur 1.000 femmes vénérien-
nes, nous avons observé 123 chancres, les uns à peine cica-
trisés, les autres développés sous nos yeux depuis la première
heure, 99, soit 80,48 % chez les clandestines et 24 seulement,
soit 19,51 %, chez les surveillées. C'est un accident précoce que
nous étudions, une des premières tares professionnelles ; ne
nous étonnons pas qu'il soit plus fréquent que chez les débutantes, c'est-à-dire les insoumises.

Rien de plus clair, ni de plus facile à interpréter. La
18ᵉ année reste toujours l'année fatale, qui sème la vérole sur
19 % de nos femmes prises en masse, soit près du 5ᵉ ; 17 ans
arrive en seconde ligne avec 15,44 % ; 19 ans avec 13 % vient
en 3ᵉ rang, puis 20 ans avec 11,38 %, 21 et 22 ans avec 8,94 et
8,13 %.

Âge	Clandestines		Soumises		Total	
13	1 cas	1 %	0 cas	0 %	1	0,81 %
14	0 »	»	0 »	0 »	0	»
15	4 »	4 »	0 »	0 »	4	3,25 »
16	2 »	2 »	0 »	0 »	2	1,62 »
17	18 »	18 »	1 »	4,16 »	19	15,44 »
18	17 »	17 »	7 »	29 »	24	19,51 »
19	16 »	16 »	0 »	»	16	13,00 »
20	11 »	11 »	3 »	12,50 »	14	11,38 »
21	9 »	9 »	2 »	8,33 »	11	8,94 »
22	7 »	7 »	3 »	12,50 »	10	8,13 »
23	3 »	3 »	1 »	4,16 »	4	3,25 »
24	2 »	2 »	0 »	0 »	2	1,62 »
25	3 »	3 »	0 »	0 »	3	2,43 »
26	0 »	0 »	2 »	8,33 »	2	1,62 »
27	1 »	1 »	0 »	0 »		0,81 »
28	3 »	3 »	1 »	4 »	4	3,25 «
29	1 »	1 »	0 »	0 »	1	0,81 »
30	1 »	1 »	2 »	8,33 »	3	2,43 »
31	0 »	0 »	0 »	0 »	»	0 »
32	0 »	0 »	2 »	8,33 »	2	1,62 »
	99 cas		24 cas		123	

En chiffres ronds, nous voyons donc que la prostituée est infectée entre 17 et 20 ans dans près de la moitié des cas, soit 47,95. Les risques courus au delà visent la 20e, la 21e et la 22e année, qui comptent ensemble 28,45 % des cas d'infection. Les rares infections, notées ensuite, sont très exceptionnelles, et au delà de 32 ans, notre statistique n'en contient pas, ce qui ne veut pas dire que sur d'autres groupes d'hospitalisées, je n'en aie pas observé à un âge même beaucoup plus avancé.

Comparons maintenant à ce point de vue spécial les clandestines et les cartées. Les premières offrent le maximum de vulnérabilité à 17 ans, avec 18 %. Viennent ensuite 18 ans (17 %), 19 ans (16 %), 20 ans (11 %), 21 ans (9 %), 22 ans (7 %). Au delà de 22 ans, nous n'inscrivons plus que 14 % de contamination.

Les prostituées régulières payent le plus lourd tribut à 18 ans avec 29 % ; mais les années 20, 21, 22 et 23, avec 12,50 %, 8,83 %, 12,5 % et 4,16 % sont fortement grevées avec 37,49 %.

Enfin, nous retrouvons encore des cotes menaçantes à 26, 30 et 32 ans, 8,33 % pour chacune de ces années, soit 25 %, c'est-à-dire le quart des chancres primitifs au cours de ces années, respectées chez les insoumises. Cela n'a pas lieu d'étonner si l'on réfléchit qu'au delà de 20 ans le nombre des insoumises diminue dans une proportion énorme, puisqu'à partir de 25 ans leur nombre varie entre 5 et 10 sur 1000, proportion absolument infime.

Résumons-nous : c'est à 18 ans que le péril syphilitique menace surtout la femme débauchée ; cependant, nombre d'insoumises sont infectées à 17 ans, et les chances de contagion reculée sont redoutables encore jusqu'à 30 ans chez les professionnelles régulières.

III

DURÉE DE L'HOSPITALISATION DES MALADES ATTEINTES DE CHANCRES PRIMITIFS.

On croit généralement que les malades atteintes d'un chancre syphilitique reçoivent leur *exeat* dès sa cicatrisation constatée, et ce n'est pas un des moindres griefs argués contre les médecins de Saint-Lazare que celui de relâcher des femmes en puissance d'infection et à la veille d'éruptions inéluctables. Pour combattre une telle opinion, il me suffira de relever sur mes registres 10 cas de chancre syphilitique et de noter la durée du séjour correspondant.

N° du registre....	1361	Durée......	147 jours.
—	1380	—	164 »
—	1406	—	111 »
—	1436	—	84 »
—	1512	—	84 »
—	1536	—	238 »
—	1608	—	75 »
N° du registre....	1636	Durée......	164 jours
—	1650	—	134 »
—	1695	—	127 »
			1.338 jours.

Cette durée de séjour est donc en moyenne de 133 jours, soit près de 4 mois 1/2. Il suffit de connaître l'évolution de la syphilis pour comprendre que, dans les cas ordinaires, avec le traitement ordinaire, je veux dire le traitement ancien, des soins prolongés durant quatre mois suffisent à triompher des premières poussées, et à conduire le sujet jusqu'à un des entr'actes plus ou moins prolongés de la diathèse.

Mais il y a plus : dans beaucoup de services aujourd'hui, et notamment dans celui que j'ai l'honneur de diriger, le traitement par les injections massives de calomel ou d'huile grise est exclusivement employé, et son efficacité est telle que dans une notable proportion des cas, les accidents consécutifs ou ne se montrent pas, ou se montrent à peine, et tellement légers et insignifiants qu'ils semblent provenir plutôt d'une vérole qui s'éteint, que d'une infection en phase floride. Ce n'est pas ici le lieu d'insister sur des faits et des résultats que j'ai maintes fois exposés ailleurs, mais on comprend quelle importance il convient de leur attribuer dans l'appréciation des meilleurs modes de traitements spécifiques, applicables aux prostituées.

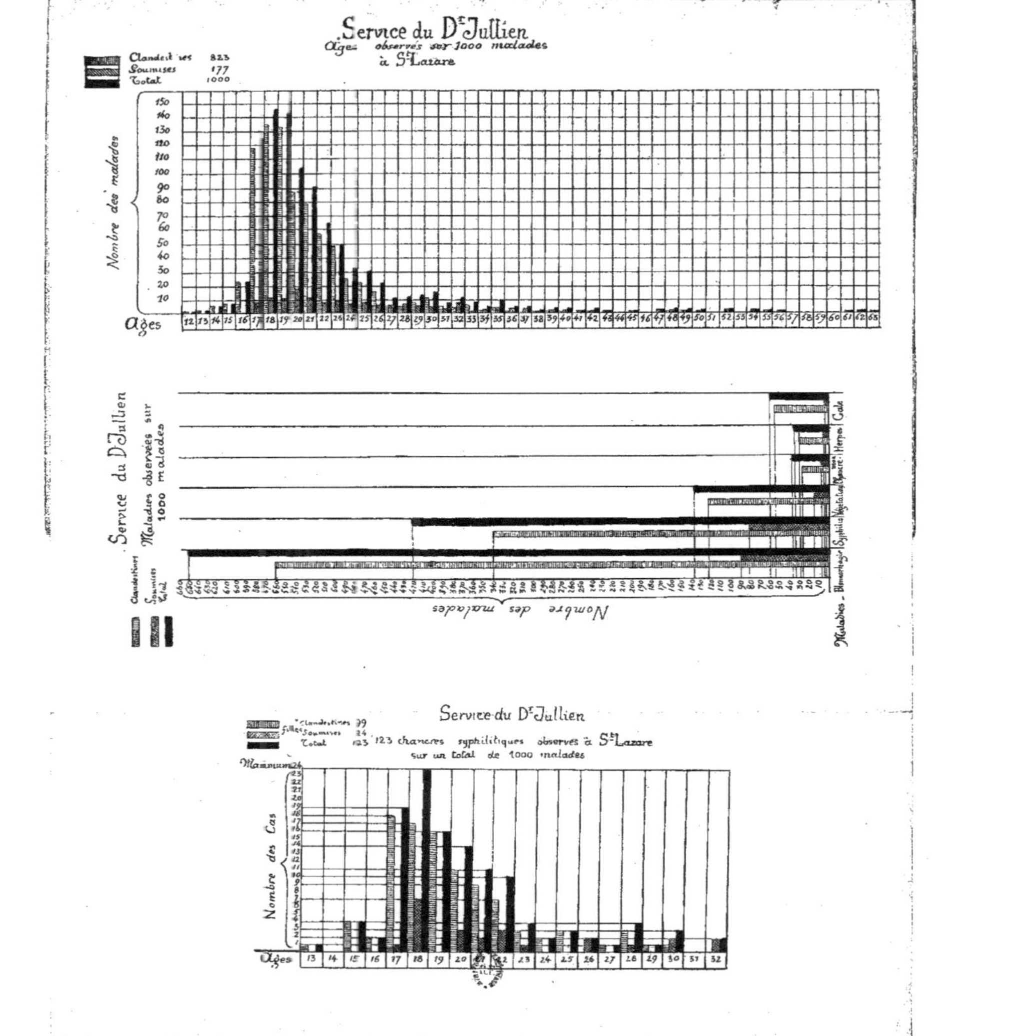

Service du Dr Jullien
Ages observés sur 1000 malades
à St Lazare
Clandestines 823
Soumises 177
Total 1000
Nombre des malades
150 140 130 120 110 100 90 80 70 60 50 40 30 20 10
Ages
12 13 14 15 16 17 18 19 20 21 22 23 24 25 26 27 28 29 30 31 32 33 34 35 36 37 38 39 40 41 42 43 44 45 46 47 48 49 50 51 52 53 54 55 56 57 58 59 60 61 62 63

Service du Dr Jullien
Maladies observées sur 1000 malades
Clandestines
Soumises
Total
Nombre des malades
Maladies - Blennorrhagie - Syphilis - Végétations - Chancre - Herpès - Gale

Service du Dr Jullien
Clandestines 99
Soumises 24
Total 123
123 chancres syphilitiques observés à St Lazare
sur un total de 1000 malades
Maximum 26
Nombre des Cas
Ages
13 14 15 16 17 18 19 20 21 22 23 24 25 26 27 28 29 30 31 32

CONSIDÉRATIONS

SUR LA

POSSIBILITÉ DE RAMENER AU BIEN

LES PROSTITUÉES

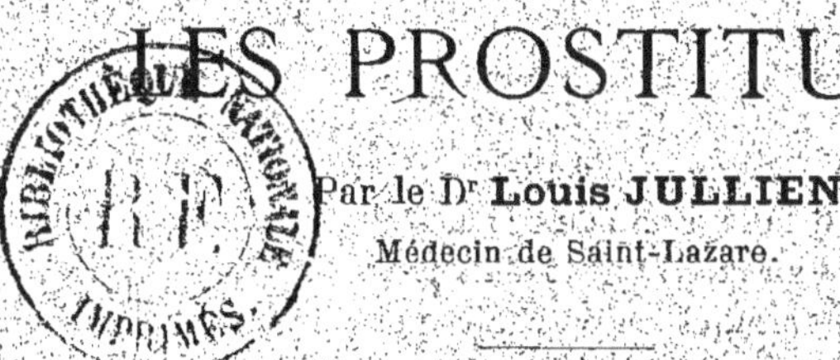

Par le Dr **Louis JULLIEN**

Médecin de Saint-Lazare.

Les causes qui conduisent une femme à la perdition sont parfois très futiles, mais il n'en est pas de même de celles qui peuvent la ramener au bien. Celles-ci exigent un ensemble de bonnes volontés, une combinaison d'efforts, une profusion de ressources, pour tout dire, une réunion de circonstances réellement exceptionnelle.

Je ne nie pas que la misère soit avant tout la mauvaise conseillère ; tel est le cas d'une veuve amenée récemment dans mon service et qui était descendue sur le trottoir pour procurer du pain à sa petite fille. « Je ne veux pas abandonner mon enfant, me disait-elle, et tant que je n'aurai pas trouvé d'ouvrage, je vous avertis que je recommencerai. » Mais à côté de cette malheureuse, dont le vice n'est pas sans excuse, combien d'autres n'ont obéi qu'à la paresse, aux mauvais exemples, aux conseils pervers, ou simplement au caprice ! Une fille arrive vierge de la Bretagne, entre à Paris comme femme de chambre, est peu après débauchée par un jeune domestique, et moins de six mois après tombe entre les griffes d'un misérable, un coiffeur, qui lui fait quitter sa place et la force à racoler. Comme elle était fort jolie, elle devait lui rapporter 20 francs par jour, et ce fut la police des mœurs, en l'arrêtant, qui la délivra de cet abominable servage. Mais voici un autre cas : une gentille blonde, de 22 ans, a été mariée, a quitté son mari brutal et jaloux, et est allée vivre avec un ouvrier honnête et travailleur qu'elle aime. Il ne la laisse manquer de

rien, et cependant elle est prise en flagrant délit de provoca-
tion sur la voie publique et envoyée dans mon service. Je la
questionnai longtemps pour arriver à me faire une idée de
cette mentalité, et je finis par apprendre qu'elle avait été conduite, pour ainsi dire, par la main, par une fille, une ancienne
camarade qui avait mal tourné, et qui avait apporté, dans cet
apostolat, autant d'amour-propre que de persévérance : « Tu
vois bien, lui disait-elle, après son premier *levage*, que ce n'est
pas si terrible que tu le pensais. »

Il faut donc faire une grande place à l'inconsistance du ca-
ractère féminin, à la légèreté de ces cervelles d'oiseaux, toujours à la merci d'un mouvement d'humeur, d'un coup de tête,
d'un réflexe inattendu, et se souvenir que quelques-unes des
plus abjectes sont sorties du bien-être pour se ruer à l'infa-
mie. Celles-là étaient nées marquées du sceau fatal et s'an-
noncèrent, dès le jeune âge, ce qu'elles seraient plus tard en
désespérant leurs père et mère. « Je vous prie, m'écrit une
veuve chargée d'enfants, de bien vouloir prendre égard à ma
malheureuse fille, qui est à l'infirmerie de Saint-Lazare. Il
m'est impossible de la reprendre, je lui ai signé une correction de six mois, elle m'a suppliée de la retirer, non je ne le
ferai pas, car c'est bien de sa faute à la malheureuse, elle n'a
jamais voulu écouter mes bons conseils, car je suis veuve avec
quatre enfants, dont elle est l'aînée, et elle m'a toujours produit beaucoup de peine et de chagrin. »

Un de mes autres correspondants fait entendre, également,
une note bien juste, en me conjurant de renvoyer son amie,
qui est aussi sa payse : « Je vous dirai que j'ai fait savoir à
ses parents qu'elle est malade dans un hôpital, à l'Hôtel-Dieu,
mais à présent son frère vient à Paris avec sa femme, et je ne
saurai que faire et dire, car si sa mère, qui est dévote, le savait, elle en ferait une maladie. Monsieur le Docteur, faites
cela pour sauver l'honneur d'une pauvre fille, car *la moitié du
temps elle ne sait ce qu'elle fait*, et qui pourrait entrer dans sa
famille sans tache. »

L'œuvre de réhabilitation a toujours tenté les nobles cœurs,
et quelles que soient les amères leçons de l'expérience, le
nombre de ses prosélytes n'est pas près de diminuer. L'Administration doit être nommée en tête, car on ne peut lui reprocher d'avoir méconnu son devoir. En 1889, ayant été dû-

ment autorisé par M. Lépine, alors Secrétaire général de la Préfecture de police, j'ai pu, grâce à l'obligeance de M. le Dr Passant, médecin en chef du dispensaire, suivre pendant quelques mois toutes les opérations du bureau des mœurs. M. Bard était, à cette époque, le directeur défait de toute cette organisation qui n'eut guère de mystère pour moi. Tous les jours j'étais témoin de ses exhortations, de ses efforts incessants, pour tirer ses malheureuses clientes de la boue. Je connus les lettres adressées aux parents, aux curés, pour solliciter leur généreuse intervention, les retours payés au pays natal, les envois discrets dans les maisons charitables et les refuges, les menaces de la correction : « Ah ! Monsieur, dit l'une d'elles, j'en sors de la correction, et je ferai la noce quand même. — Quand on va en correction, dit une autre, on entre bonne et l'on sort pire. — Et puis quoi, ajoute une troisième, c'est fini, c'est décidé, je l'ai dans la tête; je continuerai tout à fait. — Me renvoyer dans ma famille, s'exclame une dernière, ce serait du propre, mon père me fait des saletés tout le temps. » Mais, qu'une malheureuse affirmât son intention de changer de vie et se lamentât de ne pouvoir trouver du travail : « C'est bien, répondait le juge paternel, on vous conduira rue de Lourmel, on vous recommandera à telle maison ou providence. »

J'ai bien souvent assisté aux séances du vendredi, jour où se tenait la commission dite de l'inscription, et que de fois n'ai-je pas vu refuser leur carte à des femmes qui suppliaient qu'on les inscrivît, alors qu'il restait une chance de les sauver. Je me rappelle notamment une superbe fille de 19 ans, qui vint d'elle-même se présenter sans arrestation préalable. « Voyons, vous n'y pensez pas, lui répondit-on, vous n'avez pas essayé sérieusement de vous tirer d'affaire ? » Un des commissaires de police présents s'offre à lui procurer une place de femme de chambre. Pardon, Monsieur, j'ai mon certificat d'études. — Mais alors que voulez-vous faire ? — Entrer en maison, Messieurs, il y a un mois que j'y réfléchis, et j'y suis toute décidée, au moins, je serai tranquille et on ne m'aura pas pour rien, d'ailleurs je me respecte trop pour faire les rues. » Si la belle n'eut pas ce jour-là ce qu'elle désirait, il ne lui fut pas bien difficile de l'obtenir quelques jours après, en se faisant sciemment et délibérément prendre en flagrant délit; et je la vois encore entrer pleine de fierté dans le cabinet de M. Bard. « Eh bien ! me la refuserez-vous maintenant ma carte ? »

Cependant, malgré ses louables tentatives, l'Administration aboutit bien rarement, parce qu'en somme ses moyens sont limités, et puis les femmes se défient. Il est tout naturel que pour ces révoltées la police, avec son arsenal répressif, soit l'ennemie, qu'elles refusent d'écouter ses meilleurs conseils et que, systématiquement, elles aient peur de ses représentants les mieux intentionnés, *et dona ferentes*. Alors, quand on leur propose du travail, elles répondent en haussant les épaules : « *turbiner* pour gagner 40 sous par jour ! » Ou bien : « Donnez-moi ma liberté, et je saurai bien en trouver moi-même, j'aime mieux. » Cette autre a deux enfants et fond en larmes quand on parle de les placer loin d'elle : « Je vous en prie en grâce, donnez-moi ma carte et laissez-moi mes enfants, je me charge de les nourrir avec. »

A Saint-Lazare c'est aussi la conspiration pour arracher sa proie au monstre. Les religieuses de Marie-Joseph déploient dans ce but un zèle admirable, et l'on peut dire qu'il n'en sort pas une pécheresse dont le siège n'ait été fait. Mais combien peu se rendent ! Il faut tenir compte de l'état de révolte dans lequel la détention tient ces malheureuses, elles et leurs familles. Les lettres que nous recevons quotidiennement le disent assez : « Toujours rien, toujours cloîtrée, m'écrit une mère, c'est donc à perpétuité que vous allez garder ma fille. Il y a des condamnés que Monsieur le Président de la République a des égards, mais je vois avec regret de le dire que M. Jullien n'en a guère pour ma fille. » N'oublions pas non plus l'influence du milieu ; à l'Infirmerie elles sont chez elles entre elles, et les bavardages vont leur train, les projets d'avenir, les associations, les ménages bien souvent, les ménages façon Lesbos, comme l'on pense. On a beau séparer les filles soumises des clandestines, la corruption s'approfondit, se propage, se perfectionne, elle se trouve en un milieu si parfaitement idoine, que la culture n'a pas chance de rester stérile, le germe lève et prospère, et les courageuses filles de la Charité en demeurent les spectatrices désolées. Mais leur ardeur est inlassable et parfois une conversion vient la récompenser, le ruban bleu paraît au cou d'une de nos malades où parfois il voisine avec la roséole, et nous apprenons que le Bon Pasteur a retrouvé une de ses brebis. Souvent même une touchante cérémonie est annoncée, c'est le baptême, c'est la première communion d'une de ces enfants sorties du ruisseau, qui ne savent rien de leur père, ni de leur mère et ont grandi dans le vice, leur atmosphère natale et pour ainsi dire leur seul milieu respirable. Je comprends toute la joie qu'apporte au cœur un seul de ces sauvetages, d'autant plus que les effets en sont souvent durables et quelquefois définitifs. Je me souviens d'une fillette, qui naquit ainsi à la vertu dans mon service, et qui, deux ans plus tard, prit le voile dans un couvent de Sens. Je transcris ici quelques lignes qu'elle m'écrivit à ce moment :

« C'est avec plaisir que je me permets de venir vous rappeler l'enfant dont vous vous êtes occupé, voilà deux ans, je n'ai pas besoin de vous dire à quel endroit, car cela me coûte toujours à redire. Je connais et veux écouter la voix de la reconnaissance qui me parle au cœur, et je sollicite la permission d'aller vous rendre une visite pour vous expliquer en toute simplicité les sentiments qui m'animent. Signé : Caroline X., enfant de Marie. »

Quoi qu'il en soit, ce sont là des cas d'exception, les excellentes sœurs font ce qu'elles peuvent, avec les pauvres moyens dont elles disposent, mais si miraculeuse que je l'estime, leur pêche n'est pas bien abondante.

Que dire des sauveteurs d'occasion, souvent même plus désintéressés qu'on ne croit. Un avocat qui se dit l'ami, rien que l'ami, de la sœur d'une de mes malades sollicite la grâce, c'està-dire la sortie prochaine de cette dernière : « S'il fallait, ajoute-t-il, faire un petit sacrifice pour subvenir à ses besoins, à sa sortie, je le ferais avec plaisir. » Combien de personnes charitables se joindraient avec empressement à ces généreux souscripteurs si elles savaient !

Enfin, ce serait une injustice de méconnaître le rôle d'un amant sincèrement épris. La race des Des Grieux n'est pas éteinte, et j'en ai vu plus d'un à l'œuvre, essayant et, souvent avec plus de bonheur que ce parfait modèle des cœurs aveugles, la purification de leur objet dans les eaux lustrales de l'amour rénovateur. Je connais plusieurs de mes anciennes pensionnaires, heureuses dans le mariage, et l'une d'elles embellit la vie d'un de nos confrères. Et de pareils dévouements ne sont pas, comme on pourrait le croire, l'apanage de la

classe éclairée, aisée, raisonnante ; qu'on lise, pour s'en con-
vaincre, la page suivante, où se dévoile, en outre, un des plus
tristes côtés de certain banditisme médical.

« Ma Demoiselle Rose, peut-être croyez-vous être oubliée
complètement ; hé bien non, ce serait cependant une bien juste
punition vis-à-vis la conduite que vous avez eue après toutes
les recommandations que je vous ai faites. Excusez-moi ma
faiblesse et je vous prie de croire que je suis pour vous ce
que j'ai toujours été. Quoique pour le moment il me soit impossible de vous faire quoi que ce soit, vu l'argent que je dé-
pense depuis un mois, car je suis atteint d'un commencement
de tuberculose. Je suis allé chez plusieurs docteurs, sans
pouvoir réussir à me faire guérir, en ce moment je suis chez
un médecin qui me fait suivre un traitement qui me coûte très
cher, car j'ai été obligé de verser 120 francs pour commencer
seulement, pour les frais du médicament, et il m'en demande
encore plus que cela pour m'appliquer le remède lui-même...
Quoique n'étant pas très heureuse vous-même, vous voyez
donc que je ne le suis pas non plus, et vous comprendrez qu'il
m'a été impossible de faire quelque chose pour vous jusqu'à ce
moment, ni de m'occuper de votre chambre. Quand vous serez
sortie, nous verrons ce que nous aurons à faire. Je termine
en vous embrassant tendrement. »

Mais voici nos malades libérées. Elles ont repoussé les conseils de Saint-Lazare, elles se sont bouché les oreilles au dispensaire et l'ont fui avec horreur, elles sont libres maintenant, que vont-elles devenir ? Il est triste de dire que 99 fois
sur 100 elles se laissent ressaisir par le désordre et qu'elles
redeviennent la proie du trottoir. Qui dira l'attirance des bou-
levards extérieurs, et l'attrait sans pareil du boulevard Sé-
bastopol, but des convoitises universelles ! Celle qui a bu l'af-
freux vin de la prostitution sera toujours tentée d'en reboire,
celle qui a connu le farniente des longues journées et le gain
assuré de la nuit, reculera presque toujours devant l'effort
nécessaire pour s'affranchir, et, reconnaissons-le, il leur
faudrait un véritable héroïsme pour triompher de la coalition
qui les assiège : habitudes anciennes, compagnonnage avec
des filles de joie, des proxénètes, des courtiers de maisons de
rendez-vous, des souteneurs, toute l'armée du vice en un

mot, sans parler des logeurs, des teneuses de garni et des ca-
baretiers : elles retombent donc dans le gouffre, elles y retombent forcément.

Cependant, cette passivité n'est pas absolument universelle,
et j'ai connu de belles résistances. Je me rappelle une gracieuse
enfant, un ancien modèle, qui quitta Saint-Lazare bien sty-
lée et décidée à chercher une occupation honnête, ou tout au
moins un abri provisoire pour lui permettre d'en trouver. Elle
savait combien je m'intéressais à cette lutte pour la vertu et
devait me tenir au courant. Hélas ! je ne le fus que trop, pendant près de huit jours je la vis venir et revenir à mon domi-
cile en quête de nouvelles adresses et de recommandations.
Il n'y avait de place nulle part, et comme il arrive presque
toujours, elle était repoussée de partout. Une camarade lui
avait offert la moitié son lit dans son hôtel louche, et quand
je cessai de la voir revenir, je n'eus pas de peine à deviner
qu'elle ne luttait plus.

C'est pourtant cette heure qui est le moment propice pour
conquérir ces infortunées, car elles sont en cet instant véri-
tablement psychologique, isolées de l'ambiance nuisible, et
dépourvues de ressources. L'intervention charitable qui sau-
rait mettre à profit une minute de lassitude, de dégoût, pour
entraîner, ne fût-ce que par caprice, inconstance ou coup de
tête, une de ces étourdies, serait éminemment bienfaisante,
car on pourrait compter que la conviction se ferait bien vite
auprès de personnes honnêtes, intelligentes et bonnes.

Eh bien, il faut avoir la franchise de l'avouer, Paris man-
que de l'essentiel sous ce rapport, et à part le couvent du Bon-
Pasteur, dont le refuge est toujours ouvert, et qui à lui seul
produit d'inestimables résultats, les bonnes volontés sont pa-
ralysées par l'absolu défaut des moyens. Nous professons la
plus grande reconnaissance pour les dévouements qui s'emploient dans ce couvent, mais nous devons à la vérité de dire
que les conditions de la règle du travail, de la nourriture et
de l'hygiène certainement défectueuse, en dépit des efforts
généreux de notre confrère Dauchez qui prodigue, avec le
dévouement le plus désintéressé, ses soins aux malades de
cet établissement, toutes les grandes et petites vexations
qu'impose une organisation inflexible, retiennent beaucoup
de jeunes filles au moment d'en franchir le seuil. C'est trop

demander au renoncement qui s'interroge que de l'assujettir à une si rigide discipline ; ainsi l'ont compris des fondations plus récentes, parmi lesquelles il n'est que juste de citer l'asile du Bon-Conseil, œuvre admirable due à l'influence, autant qu'à la générosité, d'un de nos plus aimés professeurs de la Faculté de Paris. Malheureusement, sa porte ne s'ouvre pas à nos pauvres prostituées : soyez voleuse, homicide, vingt asiles ouvriront devant vous leurs grilles toutes grandes. Mais laïques ou catholiques se montrent impitoyables pour nos chères pécheresses, auxquelles on va jusqu'à reprocher leurs maladies, ce qui devra attendrir en leur faveur. C'est là qu'est le mal, c'est sur ce point qu'il faut porter le remède. Élevons des temples au repentir ; construisons-les vastes d'accès facile et riant, d'accueil discret et plein de mansuétude. Ne soyons pas plus sévères que Jésus pour le crime d'amour, et pour élever ces murs, ne convions pas seulement à apporter, leur pierre ceux qui sont sans péché, il faudrait attendre trop longtemps, mais encore, et surtout, ceux qui ont beaucoup péché.

« Comme complément aux lignes qui précèdent, je tiens à faire connaître des détails intéressants que je dois à l'obligeance de mon excellent ami, M. Louis Vossion, le très distingué consul de France. Au cours de voyages très étendus, M. Vossion a vu partout la prostituée repoussée lorsqu'elle veut se repentir, aussi bien dans le nouveau monde que sur l'ancien continent.

« Une seule exception doit être faite pour les adeptes de l'Armée du Salut, que nous ne connaissons ici que par ses ridicules, mais qui produit en Amérique d'inappréciables résultats. Non seulement les pécheresses y sont accueillies, bien traitées en des maisons où on les entoure de fleurs et de chants joyeux, pour faciliter et fêter leur retour au bien en rendant faciles les voies du Seigneur, mais il y a plus, l'armée envoie des émissaires, ces petites femmes habillées de bleu qui font rire sur leur passage, dans les maisons de rendez-vous, très nombreuses à San Francisco et à Chicago. Elles entrent dans ces maisons damnées avec l'agrément des tenanciers et tenancières, et les parcourent en adjurant leurs sœurs de se convertir, en les suppliant avec les paroles les plus douces de revenir à Christ. Leur prédication est rarement stérile, et elles retournent au quartier général avec les recrues qu'elles viennent de conquérir.

« Il s'agit maintenant de les retenir et de leur fournir des moyens d'existence honnête. C'est alors que les petites catéchumènes se font menaçantes, elles vont chez les riches, et avec les paroles les plus sévères les somment de les secourir et de prendre parmi leurs domestiques et le urs employées les femmes qu'elles ont arrachées à la débauche. Les millionnaires subissent cette dîme payée à la vertu, et répondant ainsi à l'appel des sectaires, donnent au vieux monde l'exemple d'une indulgence et d'une générosité dont on regrette de trouver bien peu d'exemples chez nous.

Clermont (Oise). — Imprimerie Daix frères, 3, place Saint-André.